BEI GRIN MACHT SICH IHR WISSEN BEZAHLT

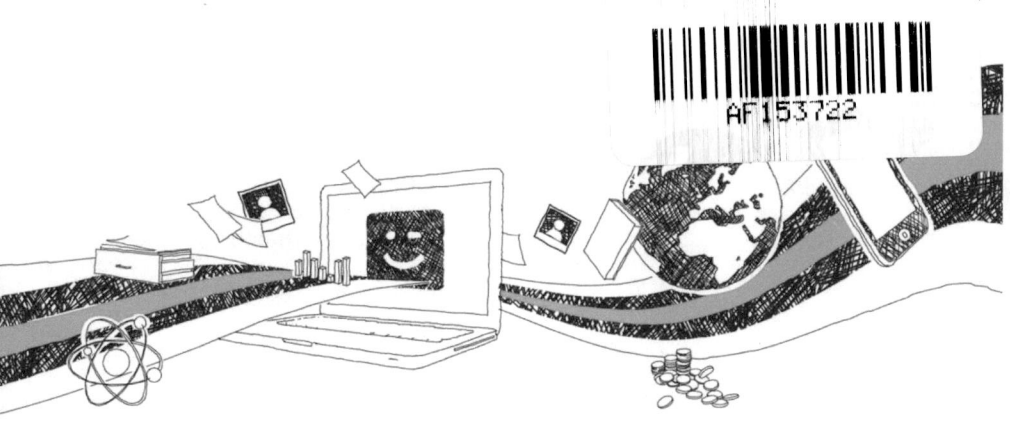

AF153722

- Wir veröffentlichen Ihre Hausarbeit,
  Bachelor- und Masterarbeit

- Ihr eigenes eBook und Buch -
  weltweit in allen wichtigen Shops

- Verdienen Sie an jedem Verkauf

Jetzt bei www.GRIN.com hochladen
und kostenlos publizieren

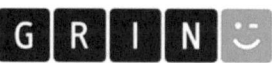

Bibliografische Information der Deutschen Nationalbibliothek:

Die Deutsche Bibliothek verzeichnet diese Publikation in der Deutschen National-
bibliografie; detaillierte bibliografische Daten sind im Internet über http://dnb.d-
nb.de/ abrufbar.

Impressum:

Copyright © 2012 GRIN Verlag
Druck und Bindung: Books on Demand GmbH, Norderstedt Germany
ISBN: 9783656707530

Kathrin Nährig

Das Generationenverhältnis in Pflegesituationen

Welche Bedeutung hat die Fürsorge und Anerkennung innerhalb des Generationenverhältnisses in Pflegesituationen?

GRIN Verlag

GRIN - Your knowledge has value

Der GRIN Verlag publiziert seit 1998 wissenschaftliche Arbeiten von Studenten, Hochschullehrern und anderen Akademikern als eBook und gedrucktes Buch. Die Verlagswebsite www.grin.com ist die ideale Plattform zur Veröffentlichung von Hausarbeiten, Abschlussarbeiten, wissenschaftlichen Aufsätzen, Dissertationen und Fachbüchern.

Besuchen Sie uns im Internet:

http://www.grin.com/

http://www.facebook.com/grincom

http://www.twitter.com/grin_com

Das Generationenverhältnis in Pflegesituationen

Welche Bedeutung hat die Fürsorge und Anerkennung innerhalb des Generationenverhältnisses in Pflegesituationen?

Hausarbeit im Fach Pädagogik
Bachelor of Arts (2 Fächer)
Studienfächer: Pädagogik und Germanistik
Fachsemesterzahl: 3

Seminar: Anthropologie des Alters, WS 2012/2013

Friedrich- Alexander- Universität Erlangen- Nürnberg

Verfasserin: Kathrin Nährig

Ort, Datum der Abgabe: Erlangen, 31.05.2013

Inhaltsverzeichnis

1 Einleitung

1.1 Thema, Motivation und Aufbau der Arbeit

Seit Ende des 19. Jahrhunderts ist in Deutschland ein Wandel der Altersstruktur zu erkennen. Aufgrund der drastisch rückläufigen Säuglings- und Kindersterblichkeit und des medizinischen Fortschritts steigt der Anteil der Bevölkerung, der ein höheres Lebensalter erreicht, an.[1] Zum einen führt diese zunehmende Lebenserwartung dazu, dass die Anzahl der Hochaltrigen und somit auch die der älteren, kranken und beeinträchtigten Menschen zunimmt und auch weiterhin zunehmen wird.[2] Zum anderen, dass noch nie zuvor so viele Generationen so lange gleichzeitig in der Gesellschaft und in der Familie zusammengelebt haben. Da diese Menschen ihren Lebensalltag meist nicht mehr ohne fremde Hilfe meistern können, gewinnt die Unterstützung bei deren Bewältigung und als Pflegeinstanz vor allem die Familie an großer Bedeutung.[3] Dies ist auch zurückzuführen auf das Inkrafttreten der Pflegeversicherung 1995[4] und des Pflege- Weiterentwicklungsgesetztes 2008. Denn hierbei stehen die Sicherung der häuslichen Pflege und die Betreuung im Mittelpunkt, um stationäre Unterbringungen zu vermeiden.[5] Bei diesem Aspekt darf jedoch nicht außer Acht gelassen werden, dass die häusliche Pflege, trotz vieler Unterstützungsangebote, eine große Herausforderung, Belastung und auch Überforderung darstellen kann.[6] Doch nicht nur der Trend der Hochaltrigkeit, sondern auch Erscheinungen wie Verjüngung, Entberuflichung, Feminisierung und Singularisierung gehen mit dem Strukturwandel des Alters einher.[7] Diese strukturellen Veränderungen sind fundamental für den Wandel des Verhältnisses der Generationen zueinander und ihren Umgang miteinander. Jedoch spielen dabei auch historisch- politische Veränderungen,

---

[1] Vgl. IQ1, S.14
[2] Vgl. IQ1, S.16
[3] Vgl. IQ1, S. 36
[4] Vgl. Salomon 2009, S.7
[5] Vgl. IQ2, S.7
[6] Vgl. Salomon 2009, S.7
[7] Vgl. Witterstätter 2003, S.52

technologische Neuerungen und Notlagen des Sozialstaats eine nicht geringere Rolle.[8]

Beweggrund mich mit diesem Thema auseinanderzusetzen war nicht nur mein Interesse am ständigen Wandel unserer Gesellschaft, sondern vor allem persönliche Erfahrungen und Eindrücke, die ich aufgrund der Pflegebeziehung zwischen meiner Mutter und ihrer Mutter, sammeln konnte. Denn auch sie musste ihre Mutter nach 16 Jahren häuslicher Pflege schließlich in ein Altenwohnheim unterbringen, da sowohl die körperliche, als auch die psychische Belastung nicht mehr zu bewältigen war. Aufgrund dieser Tatsachen versuche ich im Rahmen meiner Arbeit das Generationsverhältnis in Pflegesituationen darzustellen und folglich auch welche Bedeutung der Anerkennung und Fürsorge innerhalb dieser Pflegesituationen zugeschrieben wird.

1.2 Aufbau der Arbeit

Zu Beginn lege ich die pädagogisch- anthropologische Bedeutung des Generationenverhältnisses dar, wobei sich diese Beschreibung an den Dimensionen der Sozialität und Kulturalität orientiert. Im folgenden Kapitel zeige ich die familiäre Pflegesituation auf. Hierbei setze ich mich mit den Belastungen, denen der Pflegende ausgesetzt ist, sowie mit dem Verhältnis zwischen Pflegendem und zu Pflegendem auseinander. Abschließend versuche ich deutlich zu machen, welche Bedeutung dem Generationenverhältnis und der Fürsorge und Anerkennung in Pflegesituationen zukommt.

---

[8] Vgl. Liebau 1997, S.7

2 Das Generationenverhältnis

2.1 Pädagogisch- anthropologische Bedeutung orientiert an den Dimensionen der Sozialität und Kulturalität

„Es gibt kein menschliches Leben, also auch keine Erziehung, außerhalb von Generationsverhältnissen."[9]

Generation spielt in unserer Gesellschaft unwiderlegbar eine tragende Rolle und ist ohne Zweifel eine pädagogisch- anthropologische Grundbedingung. Denn die Prozesse der Erziehung, Bildung und des Lernens spielen sich immer in Generationenverhältnissen ab. Doch auch Generativität[10], Geburt, biologische und psychosoziale Entwicklung, Kultur und Tod stehen immer und überall in Generationszusammenhängen.[11] Eingangs wird jedoch oft die Tatsache vernachlässigt, dass drei unterscheidbare Grundkonzepte des Begriffs „Generation" bestehen. Eine klare, begriffliche Unterscheidung ist jedoch notwendig, da der Begriff „Generation" im Alltag und in der Wissenschaft unterschiedlich verwendet wird und die einzelnen Generationsbegriffe nicht ineinander überführt und zu einem einzigen Begriff zusammengefasst werden können. Aus diesem Grund unterscheidet man zwischen dem historischen, dem genealogischen und dem pädagogischen Generationenbegriff.[12] Bei der folgenden Ausführung wird lediglich der pädagogische Generationenbegriff eine Rolle spielen. Dieser fasst Generation als pädagogisch- anthropologische Grundkategorien von Lern und Erziehungsprozessen, also das Verhältnis zwischen vermittelnder und aneignender Generation, auf.[13]

---

[9] Liebau 1997, S.15
[10] Die Generativität ist die siebte Stufe in Erik H. Eriksons Stufenmodell der psychosozialen Entwicklung, welche den Altersbereich von 25 bis 65 Jahren umfasst. In dieser Stufe geht es darum für die jüngere Generation fürsorglich und fördernd tätig zu werden. Erikson zählt dazu nicht nur eigene Kinder und für sie zu sorgen, sondern auch das Unterrichten, die Künste und Wissenschaften und soziales Engagement. Der Generativität steht dabei die Stagnation gegenüber. Hierbei kümmert sich das Individuum nur um sich selbst und vernachlässigt alle andere. Dies führt dazu, dass eine Ablehnung auf beiden Seiten eintritt. Diese Stufe gilt als erfolgreich durchlaufen, wenn man es schafft Generativität und Stagnation in Einklang zu bringen. Zudem erwirbt man die die Fähigkeit der Fürsorge ohne sich dabei selbst zu vergessen. (Vgl. IQ4, IQ5)
[11] Vgl. Liebau 1997, S.15
[12] Vgl. Liebau 1997, S.8
[13] Vgl. Liebau 1997, S.20

Das frühere Erziehungsverständnis bestand darin, dass die ältere Generation die Vermittelnde und die jüngere Generation die Aneignende ist, also dass einer erzieht und einer erzogen wird.[14] Doch da das Wissen der gesamten Menschheit durch Fortschritte, Neuerungen und Erkenntnisse schnell wächst, ist es bereits veraltet bis die ältere Generation es an die jüngere weitergeben kann. Ein Beispiel hierfür wäre der Bereich der neuen Medien, in dem Kinder ihren Eltern überlegen sind, da sie mit dieser Technik bereits aufwachsen und vertraut sind. Daraus kann man schlussfolgern, dass sich das klassische Generationenverhältnis, in dem die Jungen von den Alten lernen, umgekehrt hat.[15]

Aus etymologischen und frühen geschichtswissenschaftlichen Bezügen wird ersichtlich, dass der Begriff Generation die Gliederung nach Menschenalter impliziert. Denn durch die Geburt eines Kindes entsteht eine neue Generation, welche sich von der Elterngeneration unterscheidet. Allerdings spielt auch neben der Geburt die Sterblichkeit eine zentrale Rolle. Damit sich die Gesellschaft erhalten und weiterentwickeln kann, ist in diesem Kontext die Erziehung, also die Weitergabe von kulturellem Erbe, Wissen und Können, Normen, Haltungen, Erfahrungen und Ritualen der älteren Generation an die jüngere Voraussetzung dafür.[16] Aus diesem Grund ist Erziehung ein zentraler Bestandteil jeder Gesellschaft, woraus sich ihre Aufgabe, das Verhältnis zwischen den Altersgruppen zu regeln, ergibt.[17]

3 Familiäre Pflegesituation

Eine Pflegesituation kann entweder durch ein plötzliches Ereignis, wie einen Unfall, akute Krankheit oder Verwirrung entstehen oder sich als schleichender Prozess durch ständig zunehmende Alterserscheinungen, wie das langsame Fortschreiten des Kräfte- und Autonomieverlusts, vollziehen. Diese Krankheitserscheinungen können einen bisher mehr oder weniger selbstständigen Menschen in die unumgängliche Lage bringen, dass er Pflege

---

[14] Vgl. Bock 1984, S.11
[15] Vgl. Ziegler 2001, S.3
[16] Vgl. Liebau 1997, S.8
[17] Vgl. Liebau 1997, S.15

in Anspruch nehmen muss.[18] Beweggründe für die Übernahme häuslicher Pflege sind aus Selbstverständlichkeit, Pflicht- und Schuldgefühl, Mitleid, Liebe, Sehnen nach Anerkennung, Aufrechthalten der Familientradition, aufgrund eines gegebenen Versprechens oder als Wiedergutmachung dessen, was die Eltern geleistet haben[19], beispielsweise die Unterstützung bei der Beaufsichtigung der Enkel, im Haushalt oder in finanzieller Form.[20]

3.1 Pflegen und sich pflegen lassen als Grundbedürfnis

Grundlegend ist zunächst, dass Pflege und gepflegt werden keine einseitigen, sondern ineinandergreifende Prozesse, bei denen sowohl biologische Voraussetzungen und menschliche Grundbedürfnisse, als auch psychische, soziale, ökologische und gesellschaftliche Faktoren, eine Rolle spielen. Die biologisch orientierte Anthropologie bezeichnet pflegen und sich pflegen lassen als biologische Notwendigkeiten, um das Leben aufrecht zu erhalten. Denn der Mensch wird als Mängelwesen, welches auf die Versorgung einer Bezugsperson angewiesen ist, gesehen. Somit kommt im Lebenslauf des Menschen dem Gepflegtwerden in der Anfangs- und der Endphase große Bedeutung zu. Im Gegensatz dazu ist die Sichtweise der psychologischen Anthropologie, dass jedem Menschen, egal welcher Altersstufe, das Bedürfnis zu pflegen und sich pflegen zu lassen, angeboren ist. Pflegen und sich pflegen lassen werden also als emotionales, menschliches Grundbedürfnis aufgefasst.[21]

3.2 Belastungssituation pflegender Angehöriger

Viele Pflegende werden unter der Pflegebelastung krank und leiden unter körperlichen und physischen Beschwerden, was bis zur Selbstaufgabe, Suizidgedanken, irreparablen und gesundheitlichen Schäden, Drogenmissbrauch und starken Depressionen führen kann. Diese Beschwerden sind jedoch nicht von kurzer Dauer, da die Pflege länger dauert als zumeist erwartet. Diese körperliche und psychische Belastung wird noch verständlicher,

---

[18] Vgl. IQ3
[19] Vgl. Salomon 2009, S.10f.
[20] Vgl. Bubholz- Lutz 2006, S.44
[21] Vgl. Bubholz- Lutz 2006, S.78f.

wenn man sich das Anforderungsprofil des Pflegenden vor Augen führt. Zum einen haben sie die Aufgabe dem Pflegebedürftigen bei allen selbstverständlichen Tätigkeiten des Alltags, wie beim Kommunizieren, Atmen, Essen und Trinken, Kleiden, Waschen und bei Toilettengängen Hilfe zu leisten. Zum anderen gehören aber auch das Reinigen der Wohnung, die Aufsicht über die Medikamenteneinnahme und Tätigkeiten, die sich aufgrund bestimmter Krankheiten ergeben, wie zum Beispiel das ständige Wenden bei Bettlägerigkeit, zu ihrem Aufgabenbereich. Da es meistens Frauen, Töchter oder Schwiegertöchter sind, die die Pflege übernehmen ist es für sie oft schwierig ihre Kräfte für bestimmte Aufgaben zu mobilisieren oder diese überhaupt bewältigen zu können. Eine weitere Belastung stellt neben dem Nachlassen der Kräfte die zunehmende soziale Isolation dar. Gründe hierfür sind steigende Anforderungen, die Zunahme von Beziehungskonflikten, das Zurückziehen des Freundeskreises und das Gefühl nicht verstanden zu werden oder andere nicht belasten zu wollen.[22] Doch nicht nur der Pflegende selbst, sondern auch das familiale System, ist von der Krankheit und Pflegebedürftigkeit Familienangehöriger betroffen.[23] Die Pflegenden müssen sich auf die neue Situation einlassen und ihren gewohnten Lebensrhythmus umstellen. Da es wie bereits genannt häufig Frauen sind, die die Aufgabe der Pflege übernehmen, kommt meist der Beruf, das Intakthalten der Beziehungen in der Familie und die Erziehung der Kinder hinzu. Aus diesem Grund sind sie einer vielfältigen Belastung ausgesetzt und die verschiedenen Aufgaben in Einklang zu bringen wird für viele eine lebenslange Aufgabe.[24] Folglich muss sich die ganze Lebensplanung ändern und Zukunftspläne verändert oder gar aufgegeben werden.[25] Auch die übrigen Familienmitglieder leiden unter der Pflegesituation und es kommt oft zu Problemen innerhalb der Familie. Häufig fühlt sich der Partner vernachlässigt und bei Kindern treten Störungen und Verhaltensauffälligkeiten auf, weil die Pflegeperson keine Zeit mehr hat, ständig gereizt ist und unter Druck steht.[26] Diese lange Zeit der Pflege findet

---

[22] Vgl. Salomon 2009, S.12-15
[23] Vgl. Salomon 2009, S.7f
[24] Vgl. Salomon 2009, S.9
[25] Vgl. Salomon 2009, S.13
[26] Vgl. Salomon 2009, S.22f.

irgendwann ein Ende im Versterben des Familienangehörigen und in der Trauer. Doch der bevorstehende Tod löst sowohl Verlustängste, als auch Verunsicherung aus. Die Pflegenden wissen nicht wie sie damit umgehen, darüber sprechen und ob sie ehrlich zum kranken Familienmitglied sein sollen. Diese Bewältigungsanforderung führt wiederrum zu einem erhöhten Belastungs- und Stressniveau.[27]

Angesichts der oben genannten Belastungen und dem ständigen Stress, dem die Pflegenden ausgesetzt sind, sollte ihnen schon allein wegen der Entscheidung, die Pflege für einen Familienangehörigen zu übernehmen, große Anerkennung entgegengebracht werden. Häusliche Pflege sollte kein unaussprechliches Thema in unserer Gesellschaft sein, denn diese kann nicht nur negative Aspekte für den Pflegenden hervorbringen, sondern auch positive wie beispielsweise der intensive Kontakt, der aus der Pflegebeziehung resultiert.

3.3 Die Beziehung zwischen Pflegendem und zu Pflegendem

Die Beziehung zwischen Pfleger und Gepflegtem impliziert viele Bereiche menschlichen Lebens. Körperliche, geistige, emotionale und spirituelle Bereiche, die nicht streng voneinander zu trennen sind, sondern sich wechselseitig beeinflussen.[28] Folglich kann familiäre Pflege als Wechselwirkungsprozess verstanden werden, bei dem sowohl die pflegende, als auch die gepflegte Person aktiv am Beziehungsgeschehen beteiligt sind. In diesem Zusammenhang ist das Erleben auf beiden Seiten zentral für das Wohlbefinden, wobei auch die erlebte Beziehungsqualität und der gelingende Austausch von großer Bedeutung sind. Angesichts dessen werden viele Pflegeentscheidungen aufgrund positiver Erfahrungen beiderseits und einem bestehenden vertrauensvollen Verhältnis getroffen, wobei das Einschätzen dieser Beziehungsqualität Voraussetzung für die gegenseitigen Erwartungen und letztendlich auch für das Handeln ist.[29] Um diese wechselseitige Beziehung in familiären Pflegesituationen zu erläutern bedurfte sich Bronfenbrenner, ein

---

[27] Vgl. Salomon 2009, S.20f.
[28] Vgl. Bubholz- Lutz 2006, S.78
[29] Vgl. Bubholz- Lutz 2006, S.42ff.

amerikanischer Entwicklungspsychologe[30], vier System- Ebenen. Bei der folgenden Ausführung wird nur die kleinste Beziehungseinheit, die Mikro-Ebene, Einfluss haben. Hierbei steht die Beziehung zwischen dem Gepflegten und der Hauptpflegeperson, welche er als Dyade bezeichnet, im Mittelpunkt. Jedoch gehören auch die engsten Verwandten, die sich direkt mit der Sorge und Pflege befassen, zu dieser Beziehungseinheit. Diese spielen insofern eine Rolle, dass sie die Dyade unterstützen. Denn ohne diese Stabilität würde die Zweierbeziehung gefährdet und der Entwicklungsprozess zusammenbrechen.[31] Auch bereits bestehende Beziehungen ändern sich durch die Übernahme von Pflege, die es folglich neu aufeinander und miteinander abzustimmen gilt. Aber auch die Häufigkeit und die Intensität der Interaktionen und damit auch die Fülle an Gedanken und Gefühlen verändern sich. Aus diesem Grund ist es notwendig das Rollengefüge umzustrukturieren. Aus der die Enkel betreuenden Großmutter wird die auf Hilfe angewiesene Großmutter und aus der berufstätigen Tochter wird die im häuslichen Bereich Pflegende.[32] Dieses Abgeben und Übertragen der Autonomie und der Autorität ist einerseits eine große Hürde für den Gepflegten, da er sich eingestehen muss völlig auf einen anderen Menschen angewiesen zu sein. Andererseits wird dem Pfleger eine große Verantwortung übertragen, ein Menschenleben aufrecht zu erhalten und dieses würdig zu behandeln, was wiederrum sehr belastend sein kann.

3.3.1 Körperlichkeit – Beziehung durch Berührung

Physische und psychische Abbauprozesse im höheren Alter ziehen ein Angewiesensein auf körperliche Versorgung und somit auch ein Umstellen der Alltagsroutinen nach sich. Doch die Vorstellung unserer Gesellschaft bezüglich dem körperlichen Kontakt mit pflegebedürftigen Menschen ist nur mit negativen Assoziationen verbunden und wird weniger als verkörperte Beziehung, sondern als notwendige Versorgungsleistung gesehen. Diese körperliche Versorgung stellt für die direkt Betroffenen eine große Herausforderung dar, da beispielsweise die pflegebedürftige Person gezwungen ist Nähe und körperliche

---

[30] Vgl. IQ6

[31] Vgl. Bubholz- Lutz 2006, S.46ff.
[32] Vgl. Bubholz- Lutz 2006, S.48

Berührungen zuzulassen, die vorher in diesem Maße nicht stattgefunden haben oder auch Schamgefühle überwunden werden müssen. Ob diese körperliche Nähe als unangenehm oder als Gefühl der Geborgenheit erlebt wird, hängt von der Qualität der Beziehung, also zum Beispiel das Halten eines Menschen als Ausdruck der Zuwendung in einer vertrauensvollen Beziehung und der Einfühlsamkeit der Pflegeperson, ab. Berührungsängste sind jedoch nicht nur gesellschaftlich geprägt. Denn auch Pflegende, die einem leidenden und sterbenden Menschen begegnen, assoziieren mit diesem Verfall und Verlust und werden somit auch mit der eigenen körperlichen Verletzlichkeit und Vergänglichkeit konfrontiert. Dies führt dazu, dass der Austausch von Zärtlichkeit nicht mehr in gewohnter Art und Weise möglich ist. Aus diesem Grund sind für das Erleben körperlicher Nähe beispielsweise die erlebte emotionale Nähe, das Wissen um das Vertrauen, das die Beziehung prägt, erlebte Zuneigung, die positive Deutung von Körperkontakt und das erwartete Feingefühl des Gegenüber, grundlegend.[33] Allerdings muss körperliche Nähe nicht unbedingt als Ekel oder Scham empfunden werden. Das Halten kann beispielsweise als intensiver Ausdruck gegenseitiger Zuneigung gedeutet werden. Andererseits kann es aber auch vom Gepflegten als Freiheitseinschränkung empfunden werden.[34]

Eine wichtige Aufgabe ist also das eigene Empfinden von Körperlichkeit und Körperkontakt zum Gegenüber zu klären und wahrzunehmen, dass sein Gegenüber ganz andere Gefühle hat als man selbst.[35]

3.3.2 Widersprüchliche Gefühle

Charakteristisch für die familiäre Pflegebeziehung ist das Entstehen von besonders intensiven Gefühlen, vermutlich hervorgerufen von der Kontaktdichte. Jedoch sind diese Gefühle nicht nur von Hass oder Liebe geprägt, sondern stehen sich widersprüchlich gegenüber. Es entwickeln sich sowohl psychische Spannungen, Einsamkeit, Wut und Enttäuschung, als auch emotionale Nähe, Zuneigung und Zufriedenheit. Gründe für die bestehende

---

[33] Vgl. Bubholz- Lutz 2006, S.80ff.
[34] Vgl. Bubholz- Lutz 2006, S.96
[35] Vgl. Bubholu- Lutz 2006, S.96

Spannung können widersprüchliche Gefühle, die bereits vor der Pflegesituation bestanden haben, mit Überforderung erlebte Aufgaben oder die Aufgabe mit Verlust und Angst umzugehen, mit der sich beide Seiten auseinandersetzen müssen, sein.[36]

3.3.3 Beziehungsqualität

Die Qualität der Beziehung hängt oft von der Einstellung der pflegenden Person zur Hilfeleistung ab. In einer angespannten Beziehung wird Hilfe eher als Last und der Pflegebedürftige als undankbar empfunden. Auch Hilfe anzunehmen ist für viele ältere Menschen problematisch, weil dies oft mit dem Verlust der eigenen Autonomie assoziiert wird. Aus diesem Grund ist das Vertrauen in die Zuverlässigkeit der Pflegeperson ein wichtiger Aspekt, wenn es darum geht Hilfe zu erbitten.[37] Bewertet wird die Beziehungsqualität in intergenerationellen Pflegebeziehungen von den Parteien meist positiv. Die Beziehung zwischen den Generationen wird als geprägt von Vertrauen und Verständnis gesehen. Die beidseitige Einschätzung der Pflegesituation ist jedoch widersprüchlich. Im Gegensatz zu den gepflegten Eltern, welche der Beziehung zu den verheirateten Kindern eine große emotionale Bedeutung zukommen lassen, grenzen diese sich eher ab und schreiben ihrem Ehepartner mehr emotionale Bedeutung zu. Auch die Kontaktdichte ist ausschlaggebend für die Beziehungsqualität. Hierbei muss man zwischen emotionalen und funktionalen Kontakten, die beispielsweise aufgrund der Hilfsbedürftigkeit, zum engeren Zusammenleben der Generationen führen, unterscheiden. Wenn die funktionalen Kontakte überwiegen, wird die Beziehungsqualität eher als eine Negative bewertet.[38]

In jeglicher Hinsicht ist also die Einstellung der Pflegeperson ausschlaggebend für die Beziehungsqualität. Wenn diese die Aufgabe der Pflege nicht vornherein als Belastung und Pflicht sieht und der Situation und Herausforderung positiv gegenübertritt, steht einem guten Verhältnis zur pflegenden Person nichts im Weg.

---

[36] Vgl. Bubholz- Lutz 2006, S.83
[37] Vgl. Bubholz- Lutz 2009, S.94
[38] Vgl. Bubholz- Lutz, S.111f.

4 Schlussfolgerung

Aus den vorherigen Kapiteln wird ersichtlich, dass die Pflegesituation in erster Linie auf einem Generationenverhältnis aufbaut. Die jüngere Generation hat die Aufgabe die ältere Generation zu unterstützen und zu pflegen, da diese aufgrund psychischer und physischer Abbauprozesse nicht mehr in der Lage ist ihr Leben alleine zu bewältigen. Ebenso ist es Aufgabe der Älteren die Jungen zu Beginn ihres Lebens zu pflegen und ihnen Werte, Normen und Rituale weiterzugeben, damit sie auf das Leben in der Gesellschaft vorbereitet sind. Pflege ist also kein einseitiger Prozess, da die Menschen sowohl in der Anfangsphase ihres Lebens, als auch am Ende, auf Hilfe angewiesen sind. Damit muss auch der Fürsorge ein hoher Stellenwert in unserer Gesellschaft zugeschrieben werden. Denn das Leben ist vergänglich, jeder Mensch altert und ist irgendwann auf fremde Hilfe angewiesen. In Anbetracht der physischen und psychischen Belastungen, denen die Pflegenden ausgesetzt sind, dem ständigen Stress, immer angebunden zu sein und die damit verbundenen Veränderungen im familialen System, sollte ihnen große Anerkennung entgegengebracht werden. Ebenso ist es in der Pflegebeziehung wichtig, dass auch der Pflegende sein Gegenüber als gleichwertiges Individuum, das einzigartige Wünsche und Bedürfnisse hat, anerkennt.

Literaturverzeichnis

BOCK, Irmgard (1984): Pädagogische Anthropologie der Lebensalter. München: Franz Ehrenwirth Verlag GmbH & Co. KG

BUBHOLZ- LUTZ, Elisabeth (2006): Pflege in der Familie. Perspektiven. Freiburg im Breisgau: Lambertus- Verlag, Band 1 der Reihe: „Zukunftsfragen: Alter- Pflege- Bildung"

REBLE, Albert (1999): Geschichte der Pädagogik. Stuttgart: Klett - Cotta, 4. Auflage

LIEBAU, Eckart (1997): Das Generationenverhältnis. Über das Zusammenleben in Familie und Gesellschaft. Weinheim und München: Juventa Verlag

LIEBAU, Eckart (1997): Generation – ein aktuelles Problem?. In: LIEBAU, Eckart (Hrsg.): Das Generationenverhältnis. Über das Zusammenleben in Familie und Gesellschaft. Weinheim und München: Juventa Verlag

SALOMON, Jutta (2009): Häusliche Pflege zwischen Zuwendung und Abgrenzung – Wie lösen pflegende Angehörige ihre Probleme? Eine Studie mit Leitfaden zur Angehörigenberatung. Köln: Kuratorium Deutsche Altershilfe, 2. Auflage

WITTERSTÄTTER, Kurt (2003): Soziologie für die Altenarbeit – Soziale Gerontologie. Freiburg im Breisgau: Lambertus- Verlag, 13. Auflage

ZIEGLER, Thomas (2001): Wandel des Generationenverhältnisses – Die postmoderne These vom Ende der Erziehung. München und Ravensburg: Grin Verlag

Internetquellen

IQ1: BMFSFJ (2001): Drucksache 14/5130: Dritter Bericht zur Lage der älteren Generation in der Bundesrepublik Deutschland: Alter und Gesellschaft und Stellungnahme der Bundesregierung.
URL: http://www.bmfsfj.de/RedaktionBMFSFJ/Broschuerenstelle/Pdf-Anlagen/PRM-5008-3.-Altenbericht-Teil-1,property=pdf,bereich=bmfsfj,sprache=de,rwb=true.pdf
http://www.bmfsfj.de/RedaktionBMFSFJ/Broschuerenstelle/Pdf-Anlagen/PRM-5009-3.-Altenbericht-Teil-2,property=pdf,bereich=bmfsfj,sprache=de,rwb=true.pdf
http://www.bmfsfj.de/RedaktionBMFSFJ/Broschuerenstelle/Pdf-Anlagen/PRM-5010-3.-Altenbericht-Teil-3,property=pdf,bereich=bmfsfj,sprache=de,rwb=true.pdf
zuletzt abgerufen am 28.05.2013

IQ2: Evangelische Aktionsgemeinschaft für Familienfragen e.v. (2009): Häusliche Pflege von Familienangehörigen. Eckpunkte für eine Gemeindenahe Pflege.
URL:http://www.eaf-bund.de/fileadmin/user_upload/Projekte/eaf_Broschuere_Website_Version.pdf
zuletzt abgerufen am 28.05.2013

IQ3: Bundesministerium für Gesundheit (2008): Pflegen zu Hause. Ein Ratgeber für die häusliche Pflege
URL: http://www.beruf-und-familie.de/system/cms/data/dl_data/ebd0a637ada2054f6100bc296f650e3f/BMG_Pflegen_zu_Hause.pdf
zuletzt abgerufen am 28.05.2013

IQ4: Lexikon für Psychologie und Pädagogik
URL: http://lexikon.stangl.eu/6181/generativitat/
zuletzt abgerufen am 28.05.2013

IQ5: Gerd Mietzel (2007): Die Wege
URL: http://www.die-wege.de/mod/glossary/showentry.php?courseid=1&concept=Generativit%C3%A4t+gegen+Stagnation
zuletzt abgerufen am 28.05.2013

IQ6: Hassheider Köln (2013): Portal der Erinnerung
URL: http://www.portal-der-erinnerung.de/2005/09/25/urie-bronfenbrenner/
zuletzt abgerufen am 28.05.2013

BEI GRIN MACHT SICH IHR
WISSEN BEZAHLT

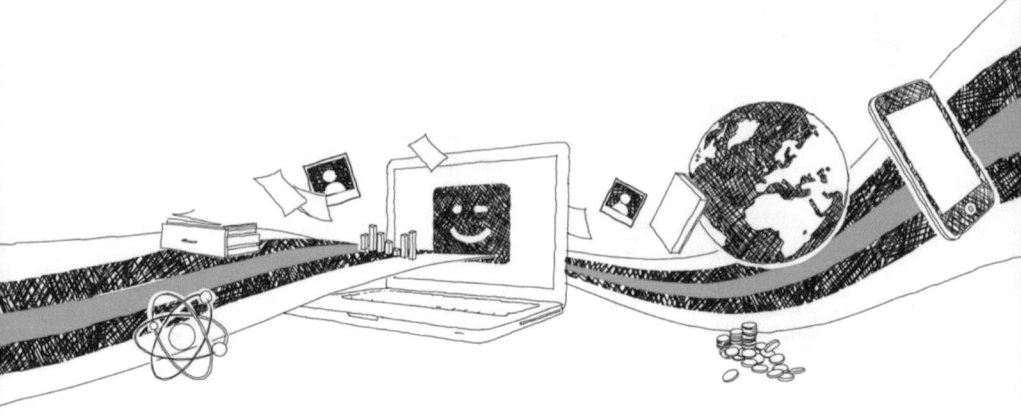

- Wir veröffentlichen Ihre Hausarbeit,
  Bachelor- und Masterarbeit

- Ihr eigenes eBook und Buch -
  weltweit in allen wichtigen Shops

- Verdienen Sie an jedem Verkauf

Jetzt bei www.GRIN.com hochladen
und kostenlos publizieren

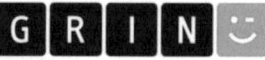